DES

# TACHES VINEUSES

ET DE

## LEUR TRAITEMENT PAR LES SCARIFICATIONS

PAR

Ad. COLSON,

Docteur en médecine de la Faculté de Paris,
Interne en médecine et en chirurgie des hôpitaux de Paris,
et de l'hôpital Saint-Louis,
Membre de la Société clinique.

PARIS
V. ADRIEN DELAHAYS ET C^e LIBRAIRES-ÉDITEURS
PLACE DE L'ÉCOLE-DE-MÉDECINE

1878

# DES TACHES VINEUSES

ET DE LEUR

# TRAITEMENT PAR LES SCARIFICATIONS

DES

# TACHES VINEUSES

ET DE

## LEUR TRAITEMENT PAR LES SCARIFICATIONS



PAR

Ad. COLSON,

Docteur en médecine de la Faculté de Paris,
Interne en médecine et en chirurgie des hôpitaux de Paris,
et de l'hôpital Saint-Louis,
Membre de la Société clinique.



PARIS
V. ADRIEN DELAHAYS ET C^o LIBRAIRES-EDITEURS
PLACE DE L'ÉCOLE-DE-MÉDECINE

1878

# DES TACHES VINEUSES

ET DE LEUR

# TRAITEMENT PAR LES SCARIFICATIONS

Les médecins considèrent habituellement les taches vineuses comme des difformités la plupart du temps incurables, du moins lorsqu'elles occupent une étendue un peu considérable ; et les moyens chirurgicaux dirigés contre les néoplasmes vasculaires s'adressent bien plutôt à ceux qui sont proéminents, qu'aux *nœvi vasculares plani.*

Bien que ces derniers n'aient le plus souvent aucun retentissement sur l'économie, ils n'en constituent pas moins par leur siége si fréquent à la face des taches indélébiles difficiles à dissimuler. Pour certains individus, pour les jeunes femmes surtout, ce sont des « signes » disgracieux qui blessent leur coquetterie et qui peuvent même rendre leur existence incompatible avec les exigences de la vie du monde.

Faire disparaître ces vices de conformation sans donner lieu à un tissu de cicatrice presque aussi difforme que l'affection elle-même, était rendre un service incontestable à ces êtres disgraciés de la nature ; bien des tentatives ont été faites dans ce but, aucune n'a été couronnée d'un succès complet. Dans ces dernières années, cependant, un savant dermatologiste anglais, Balmanno Squire, frappé des heureux résultats qu'il obtenait en traitant le lupus par les scarifications, eut l'idée d'appliquer le même mode de traitement aux nævi, et il eut le bonheur de constater les bons effets de cette nouvelle méthode.

Il fut bientôt suivi dans cette voie par mon excellent maître, M. le Dr E. Vidal; c'est sur son avis et guidé par ses sages conseils que j'ai entrepris ce modeste travail; s'il a quelque mérite, l'honneur en revient tout entier à mon cher maître, si j'ai fait quelques omissions, la faute en est à moi seul (1).

---

## DIVISION DU SUJET.

Les nævi vasculares sont des taches ou tumeurs dans lesquelles on remarque une dilatation ou une augmentation du nombre des éléments vasculaires de la peau, ces altérations sont le plus souvent congénitales, ou tout au moins se montrent dans les premières semaines de la vie; par conséquent, elles n'ont aucun rapport étiologique avec des affections analogues au point de vue clinique et au point de vue anatomique, qui sont toujours acquises et qui sont beaucoup plus fréquentes chez les personnes âgées que chez les jeunes sujets. Ces varicosités se développent principalement sur les parties apparentes de la peau, elles ne sont pas rares chez les buveurs, chez les

(1) Je remercie cordialement mon collègue et excellent ami Arnozan de l'obligeance avec laquelle il a mis à ma disposition sa connaissance de la langue anglaise.

individus exposés aux intempéries, elles accompagnent souvent certaines dermatites, telles que le lupus, l'acné rosacée. Cruveilhier (1) les a décrites sous le nom de varices capillaires, Hébra (2) sous celui de télangiectasies.

Bien que le traitement que je me propose d'indiquer s'applique à ces dilatations capillaires, bien qu'il ait réussi entre les mains du dermatologiste de Vienne, et de MM. Besnier et Vidal, à l'hôpital Saint-Louis, je ne les décrirai pas et je restreindrai mon sujet à l'étude de certains nævi materni.

On a fait de nombreuses classifications de ces néoplasmes vasculaires; Wardrop (3) considère les tumeurs érectiles cutanées et celles des autres tissus comme deux espèces morbides différentes.

Une division plus légitime est celle qui repose sur les connexions réelles de la tumeur avec les différentes parties du réseau vasculaire ; ce réseau comprend les artérioles et les veinules terminales avec les capillaires qui les réunissent, d'où les noms de tumeurs artérielles, veineuses et capillaires. Roux (4) admet cette division et établit deux subdivisions pour les tumeurs artérielles et veineuses, Gerdy (5) fait sept variétés; pour Cruveilhier (6) les tumeurs érectiles débutent toujours par les capillaires proprement dits, et cet auteur ajoute qu'elles sont toujours essentiellement veineuses, parce qu'il considère le système capillaire normal comme étant essentiellement veineux.

Broca (7) ne trouvant pas dans l'étude anatomique de

(1) Cruveilhier. Traité d'anat. path. génér., l. III.
(2) Hébra. Traité des maladies de la peau, trad. Doyon, t. II, p. 347.
(3) Hodgson. Traité des maladies des artères et des veines ; appendice de la traduction française de Breschet. Paris, 1819, t. II, p. 545.
(4) Roux. Dictionnaire de médecine en 30 volumes. Art. Tumeurs fongueuses sanguines, t. XXIX.
(5) Gerdy. Chirurgie pratique, t. II, p. 495.
(6) Cruveilhier. Loc. cit., t. III, p. 879.
(7) Broca. Traité des tumeurs, t. II, p. 173.

ces néoplasmes des caractères assez tranchés, s'adresse à la clinique pour établir une classification ; il admet deux formes distinctes, fondamentales, primitives; et il base sur la coloration rouge ou bien bleuâtre, qui se rencontre sur les taches les plus petites et les plus récentes, une division en tumeurs artérielles et tumeurs veineuses. Il cherche en vain les caractères distinctifs de la troisième forme, de la variété capillaire; toutefois, considérant que dans la nature les transitions se font par gradation insensible, il serait tenté de l'admettre, mais avec beaucoup de réserves, et, en tous cas, dit-il, elle serait infiniment rare.

Virchow (1), le premier, a établi une classification à peu près irréfutable, basée sur les données de l'anatomie pathologique; il divise les nævi vasculares ou angiômes en angiômes simples et angiômes caverneux. Depuis, presque tous les auteurs, et, parmi eux, Cornil et Ranvier (2) semblent avoir définitivement adopté la classification de Virchow.

Il n'est pas naturel, cependant, d'établir une séparation aussi complète entre ces deux variétés, elles se trouvent fréquemment combinées entre elles sur le même sujet; il paraît même anatomiquement prouvé que l'angiôme caverneux n'est qu'une phase plus avancée de l'angiôme simple. « Mais comme beaucoup de ces derniers conservent souvent leur simplicité primitive, ils forment un véritable groupe naturel qu'il convient d'étudier à part » (3).

Sans prétendre imposer une opinion, je crois que le clinicien doit, à l'exemple de Ch. Monod, d'Hébra (4), de

(1) Wirchow. Ueber caversöse Geschwülste und Tilangiectasie. — In Arch. fur Path. Anat. Wurtzbourg, 1854, t. VII, p. 525.

(2) Cornil et Ranvier. Manuel d'histologie pathologique, p. 243.

(3) Ch. Monod. Th. doct., Paris, 1873, p. 7.

(4) Hébra. Loc. cit., p. 351.

Balmanno Squire (1) et bon nombre d'autres auteurs, étudier séparément l'angiôme simple. C'est ce que je me propose de faire ; si j'ai pris pour titre de mon travail celui de *taches vineuses*, c'est qu'il indique clairement le but de mon étude, l'angiôme simple, le nævus vascularis planus, et qu'il ne préjuge rien de la texture anatomique de l'affection que j'ai l'intention de décrire.

J'esquisserai rapidement la symptomatologie, le diagnostic, le pronostic, l'étiologie et l'anatomie pathologique des taches vineuses, je dirai quelques mots des traitements dirigés antérieurement contre elles, et j'exposerai ensuite en détail la méthode inaugurée, il y a deux ans, par Balmanno Squire, et suivie à l'hôpital Saint-Louis par M. Vidal.

---

## SYMPTOMATOLOGIE.

Les taches vineuses sont des plaques dont la coloration est extrêmement variable, mais qui rappelle toujours celle du liquide sanguin ; elles peuvent avoir toute la série des nuances qui s'étend du rose le plus pâle au violet le plus foncé ; c'est ainsi qu'on peut trouver des taches roses, rouge foncé ou bleuâtres, parfois tout à fait violettes ou gris d'acier. Si quelques-unes ont une apparence livide, d'autres sont assez peu colorées pour n'apparaître que sous l'influence de congestions passagères (2).

Ces différences de coloration ont suffi, comme je l'ai dit, à certains auteurs, pour établir une classification en taches artérielles et taches veineuses ; sans vouloir discuter ici

(1) Bolmanno-Squire. Atlas of the diseases of the Skin. 1878.
(2) Hardy. Traité des maladies de la peau, 1863, p. 10

une question qui trouvera sa place toute naturelle dans le chapitre d'anatomie pathologique, je crois, cependant, pouvoir dire, dès maintenant, que les nævi roses sont ceux dans lesquels les vaisseaux sont moins abondants et peut-être plus profondément situés, tandis que les nævi bleus sont ceux dans lesquels il y a une plus grande quantité de vaisseaux de nouvelle formation, surtout dans les couches les plus superficielles du derme. J'appuie cette opinion sur les changements qu'on observe sur les taches traitées par les scarifications, ainsi les nævi bleus passent par des teintes progressivement moins foncées avant de disparaître ; il est donc plus naturel d'admettre que les scarifications en favorisant l'oblitération d'un certain nombre de capillaires ont pour but de diminuer l'apport du sang dans la tumeur, que de dire que des taches, d'abord veineuses, deviennent artérielles puis s'effacent.

Il faut bien remarquer en outre que les nævi plats ne sont pas toujours d'une teinte uniforme, il est fréquent au contraire de trouver sur la même plaque toute la gamme des nuances que j'ai décrites ; et la tache qui au centre a une couleur lie de vin se dégrade insensiblement pour ne présenter sur ses bords qu'une coloration rosée, et quelquefois même vient s'éteindre en mourant sur la peau saine par quelques fines varicosités. Il n'est pas rare non plus de voir des îlots de peau saine au milieu d'une nappe plus ou moins foncée. La pression du doigt diminue momentanément, fait parfois même complètement disparaître la coloration de la tache qui reprend sa couleur normale dès qu'on cesse la compression.

Les taches vineuses, tout en conservant leurs teintes fondamentales, sont cependant sujettes à pâlir ou à foncer davantage sous certaines influences qu'on peut ranger pour la plupart dans la grande classe des excitations réflexes; j'ai vu une femme qui portait sur la joue droite un nævus couleur lie de vin et qui, pendant une scarification, eut une syncope à la suite de laquelle la tache se décolora à tel point qu'elle prit une couleur jaune ecchymotique. Sous l'influence d'une émotion quelconque, par les changements de température il se produit des variations analogues; elles sont plus foncées en hiver qu'en été, contrairement à l'assertion de Bateman (1) qui veut qu'elles soient plus colorées au printemps et en été.

Elles deviennent plus turgescentes, plus colorées sous l'influence des efforts, des cris, des grands mouvements respiratoires, ou encore pendant la grossesse et à l'époque des règles; certains auteurs ajoutent même que chez quelques femmes, à cette époque, on a pu voir une exhalation sanguine à la surface de la tache érectile suppléer, en partie du moins, au flux menstruel (2).

Certaines taches, surtout celles qui sont moins étendues et qui ont une coloration plus pâle, ne forment aucune saillie au-dessus de la peau saine ; d'autrefois elles sont légèrement surélevées, et cette saillie est d'autant plus appréciable que le nævus est plus congestionné : cette turgescence donne à la partie malade une apparence bouffie qui détermine une asymétrie dans les traits de la face chez les personnes atteintes de taches unilatérales. La surface du nævus est, dans les cas le plus simple, lisse, non mamelonnée, cependant sur certains d'entre eux, appartenant cependant à la classe des angiômes simples, il y a de petites élevures dont la grosseur varie du volume d'une tête d'épingle à celui d'une lentille et dont la couleur est plus sombre ; à un degré plus avancé les saillies sont plus im-

(1) Bateman. Traité des maladies de la peau, 1820.

(2) Follin. Traité de pathologie externe, t. I, p. 210.

portantes, elles constituent des tumeurs sessiles ou pédiculées analogues au molluscum pendulum et elles indiquent la transition clinique toute naturelle entre l'angiôme simple et l'angiôme caverneux. Je laisserai de côté les nævi mixtes, parce qu'ils ne sont pas justiciables du traitement par les scarifications.

Les taches vineuses ne sont jamais animées de battements isochrones au pouls, comme cela peut se rencontrer sur les tumeurs limitées, érectiles, décrites avec soin par Dupuytren (1). L'épithélium qui les recouvre paraît normal, il n'y a pas de desquamation ; sur les parties glabres elles ne se couvrent pas de poils follets comme on le voit pour les nævi pigmentaires; lorsqu'elles s'étendent aux parties velues du corps, telles que le cuir chevelu, les sourcils, la barbe, elles n'impriment aux poils aucune altération. Ceux-ci ne sont ni plus épais ni plus rares, ils ne changent pas de couleur, ils ne sont pas atrophiés comme dans la pelade, ni gros et cassants comme dans la teigne tondante, les glandes sudoripares continuent à sécréter comme à l'état normal ; en un mot cette néoplasie vasculaire s'étend à tous les points du corps sans entraver le fonctionnement du tégument externe.

La température des nævi est plus élevée que celle des parties environnantes, cette élévation de température sensible à la palpation est des plus manifestes quand on se sert d'un appareil thermo-électrique.

J'ai déjà dit que ces plaques n'avaient pas toujours une coloration uniforme, et qu'elles avaient des teintes insensiblement décroissantes du centre à la phériphérie, à première vue cependant elles paraissent avoir des limites parfaitement nettes, précises, parce qu'elles tranchent par

(1) Dupuytren. Leçons cliniques, 1re série, t. IV.

leur coloration spéciale avec la teinte relativement pâle qui les entoure ; un examen peut-être un peu trop superficiel à fait dire à Balmanno Squire qu'elles se terminaient d'une façon abrupte, comme une falaise ; mais en regardant mieux on constate que les bords des taches vasculaires se fondent insensiblement avec la couleur normale circonvoisine, tout comme, au niveau des orifices naturels les muqueuses font suite à la peau.

Les bords sont plus ou moins irréguliers, plus ou moins déchiquetés, et donnent à ces taches des formes les plus bizarres ; ces variations de nuance, de forme ont donné lieu à des vues ingénieuses de l'esprit, qui a toujours été fasciné par des comparaisons plus ou moins romanesques ; il est vulgaire de voir comparer ces taches à des fruits, à des animaux, à des constellations célestes, etc., et le monde considère ces images comme la reproduction de la cause qui les a fait naître pendant la vie intra-utérine.

L'étendue des taches vasculaires est, comme leur forme, des plus capricieuse ; quelquefois grosses à peine comme un grain de millet. elles peuvent envahir une très-grande étendue du corps ; chez un enfant de 13 ans, elles occupaient la moitié gauche du corps et la totalité de la face.

Elles ne restent pas confinées à la peau, mais très-fréquemment elles envahissent les muqueuses des lèvres, des joues, des gencives, de la langue, de la voûte et du voile du palais ; il m'a semblé qu'il y avait toujours continuité entre les taches de la peau, et celles des muqueuses et que cette continuité s'établissait au niveau des orifices naturels, tels que la bouche, les narines, les fentes palpébrales. Les nævi des organes génitaux peuvent atteindre le gland ou les grandes lèvres ; Lebert (1) les a même vus se propager jusqu'à la muqueuse utérine.

(1) Lebert. Traité d'anatomie pathologique, générale et spéciale, obs. LXXXVI.

Les nævi materni peuvent, mais beaucoup plus rarement se développer primitivement sur les muqueuses et y rester localisés. S'ils sont rarement proéminents à la surface de la peau, il n'en est pas de même sur les muqueuses qui sont habituellement boursouflées, elles paraissent fongueuses, les gencives par exemple sont tuméfiées, facilement saignantes comme dans le scorbut.

Ils n'ont pas une consistance spéciale, c'est tout au plus si la peau paraît plus épaissie.

Le nombre des taches vineuses est indéterminé, cependant si les tumeurs érectiles sont souvent multiples, il faut bien reconnaître que les angiômes simples sont presque toujours uniques, et qu'ils sont bien plus sujets à des variétés d'étendue qu'à des variétés de nombre.

Leur siége le plus habituel est à la face et principalement le pourtour des orifices naturels, tels que les lèvres, les ailes du nez, les paupières, les environs du pavillon de l'oreille ; de là elles s'étendent sur les muqueuses ; 23 fois sur 38 fois elles occupaient la face (Lebert), 21 fois sur 26. (O. Weber), 22 fois sur 29 (Bœckel) ; viennent ensuite par ordre de fréquence, le cou, les organes génitaux, le tronc, les membres.

Il est une remarque que je n'ai trouvé mentionnée dans aucun auteur, excepté dans Balmanno Squire, à savoir que ces taches ne sont presque jamais symétriques, et qu'elles sont généralement unilatérales, ou plus étendues d'un côté que de l'autre, elles atteignent bien çà et là la ligne médiane mais la dépassent rarement ; Balmanno Squire ajoute (1) : « si l'on aimait à rapporter les phénomènes unilatéraux de toute espèce à une lésion quelconque du centre cérébro-spinal (et non sans raison), on pourrait attribuer cette particularité à une lésion de ce genre. »

(1) Balmanno Squire. Loc. cit., p. 12.

M. Vidal fut également frappé de ce fait, et dès le commencement de mon année d'internat dans son service, il attira mon attention sur ce point. Je me suis attaché, à l'instigation de mon maître, à étudier avec soin s'il y avait quelque relation entre la distribution de ces taches et celles des filets nerveux, et j'ai pu me convaincre rapidement que si elles n'avaient pas dans leur distribution une régularité aussi rigoureuse que le zona, elles n'en avaient pas moins avec les troncs nerveux des rapports intimes.

Dans l'obs. I, il s'agit d'une femme qui a un nævus planus occupant le côté gauche de la face, ayant son maximum de coloration au niveau des troncs sus et sous-orbitaire, et s'étendant d'une part à la peau du front, du sourcil, de la paupière supérieure et de la racine du nez, occupant en cela la zone cutanée innervée par les rameaux cutanés de la branche ophthalmique de Willis; d'autre part, cette tache s'étend à la peau de l'aile du nez, de la lèvre, à la peau et à la muqueuse de la joue, ne dépassant jamais la ligne médiane, et suivant, par conséquent, les ramifications terminales du nerf sous-orbitaire, branche du nerf maxillaire supérieur.

Dans les obs. III et IV, la distribution est tout à fait analogue, et la tache n'atteint nulle part la ligne médiane.

Dans l'obs. II, la tache limitée au menton a son maximum d'intensité au niveau du tronc sous-mentonnier, et s'étend à la sphère innervée par le rameau cutané du dentaire inférieur, branche du nerf maxillaire inférieur.

Chez un petit enfant de treize ans dont j'ai parlé, la tache occupait toute la moitié latérale gauche du corps sans dépasser la ligne médiane et les deux côtés de la face; à la face les points qui étaient le moins colorés étaient ceux qui se rapprochaient le plus de la ligne médiane.

Sur les muqueuses on peut observer le même fait ; chez ceux de nos malades dont la muqueuse buccale et la muqueuse palatine étaient envahies, jamais je n'ai vu la néoplasie dépasser la ligne médiane, excepté dans un cas où la luette seule était altérée en totalité.

Je ne veux pas dire qu'il en soit toujours ainsi, et que toute tache vineuse occupe une zone nerveuse déterminée, mais je ne reste pas moins frappé des cinq cas que je viens de rapporter. Dans les quatre premiers exemples, les taches vineuses avaient une localisation en relation intime avec les branches de terminaison du trijumeau, nerf qui a sous sa dépendance presque exclusive la sensibilité de la face, tandis que jamais je n'ai constaté de rapport entre les nævi et les nerfs exclusivement moteurs, tels que le nerf de la septième paire, ni avec la distribution des vaisseaux sanguins.

Est-ce là une simple coïncidence, et le hasard m'a-t-il fourni des cas favorables en apparence seulement à l'idée que j'émets, ou bien y a-t-il quelque loi de pathologie inconnue qui préside à cette distribution vraiment intéressante des nævi materni ? Je l'ignore. Je me contente de citer les faits sans faire aucune induction de physiologie pathologique ; peut-être un jour viendra où l'anatomie pourra les expliquer. En tous cas, si ces troubles vasculaires sont sous la dépendance d'une lésion nerveuse centrale ou périphérique, ils ne s'accompagnent nullement de troubles de la sensibilité qui est toujours normale sur toute la surface des angiômes.

*Marche.* — Les nævi en forme de tache peuvent persister pendant toute la vie avec le volume, l'aspect et les autres caractères qu'ils présentaient au moment de la naissance, c'est tout au plus si leur coloration varie dans les circonstances que j'ai indiquées; dans d'autres cas, ils augmentent d'une manière continue ou périodique pendant un temps plus ou moins long après la naissance et souvent au moment de la menstruation Cet accroissement se fait bien plutôt en largeur qu'en profondeur, et il peut atteindre les muqueuses primitivement saines; une tache vineuse d'abord plate peut devenir légèrement proéminente, puis turgescente, et enfin se transformer en tumeur érectile. Sous l'influence d'un traumatisme ou de toute autre cause, elle peut s'ulcérer et donner lieu à un écoulement de sang plus ou moins abondant, ou bien elle peut se gangréner en totalité ou en partie; il est assez rare de les voir se transformer en tumeurs de mauvaise nature.

*Guérison spontanée.* — Si les nævi materni sont susceptibles de s'étendre, il n'est pas non plus très-rare de les voir suivre une marche régressive et de guérir spontanément. « M. Depaul, dont l'autorité est d'un si grand poids en pareille matière, nous a assuré que le tiers des enfants qui naissent à la Clinique d'accouchements ont des taches vineuses, des nævi non proéminents ou très-légèrement saillants. Ces taches, qui ne sont causées ni par les manœuvres de l'accouchement, ni par aucune cause extérieure, sont apportées par l'enfant en venant au monde, et la plupart disparaissent dans les premiers jours ou les premiers mois de la vie. M. Depaul croit qu'on doit attendre pour décider si ce nævus naîtra par la suite, quand même il est un peu saillant (1). »

Bon nombre d'auteurs ont rapporté des exemples de guérison spontanée des nævi, même dans l'âge adulte.

(1) Laboulbène. Th. doct., 1854, p. 51.

Cloquet et Monod (1), Vidal (de Cassis) (2) en citent des exemples.

Birkett (3) a cité un cas d'atrophie sans cicatrice d'un nævus maternus de l'épaule à la suite de deux maladies assez sérieuses, la coqueluche et la rougeole.

Dans ces cas, l'injection vasculaire pâlit progressivement, puis disparaît au bout de plusieurs mois et même de plusieurs années. « Après cette disparition du nævus, la peau qui en était le siége devient complètement normale à la vue et au toucher, ou bien elle reste épaissie et colorée par un pigment foncé. Dans d'autres cas on voit persister, sur la partie du tégument qu'occupait le nævus, une cicatrice brillante, atrophique (4). »

Parmi les causes de régression spontanée des nævi, il faut encore citer l'inflammation qui s'est développée à leur périphérie et qui a donné lieu consécutivement à la formation de tissu conjonctif dans lequel le nævus se trouve pour ainsi dire englobé. Comme le fait remarquer Hébra, les modes de régression consécutifs au processus inflammatoire affectent plus particulièrement les nævi caverneux, tandis que ceux qui ne dépendent pas de l'inflammation s'observent plus fréquemment sur les nævi vasculaires en forme de tache.

A la suite d'ulcérations successives suivies de cicatrisation, on peut encore voir les nævi disparaître, en partie du moins, ce travail pathologique amenant la formation d'un véritable tissu cicatriciel et entraînant peu à peu l'oblitération partielle ou complète des vaisseaux.

(1) Cloquet et Monod. Bulletin de la Société de chirurgie, juillet 1852.
(2) Vidal (de Cassis). Traité de pathologie externe, 2e édit., 1861, t. II, p. 37.
(3) Birkett. Guy's Hospital Reports, vol. VII, 1851, t. II, p. 281.
(4) Hébra. Loc. cit., p. 355.

Toutefois, cette guérison spontanée des nævi doit être considérée comme un fait rare.

A côté de ces cas de guérison spontanée, je ne puis m'empêcher de rappeler le fait vraiment exceptionnel, peut-être unique dans la science, rapporté par Duparcque (2). Il s'agit d'une petite fille de cinq mois qui, en naissant, avait répandues sur le front, les épaules, et surtout sur les cuisses, de petites plaques irrégulières à surfaces chagrinées et d'un rouge grenat, dont la coloration augmentait pendant les cris. Ces nævi materni, au nombre d'une dizaine, s'accroissaient graduellement en étendue et en épaisseur, et prenaient des proportions de tumeurs érectiles. A quelque temps de là, une de ces plaques, située à la partie interne de la cuisse, s'ulcéra, et bientôt après quelques plaques voisines furent atteintes par le même processus ulcératif, qui s'étendit jusqu'aux tissus sains et résista à tous les moyens topiques. Elles étaient coupées à pic, irrégulières, à fond gris verdâtre, et revêtaient, en un mot, tous les caractères des ulcérations syphilitiques.

Un examen approfondi révéla que le père et la mère de l'enfant étaient absolument sains, mais que la nourrice était en puissance de syphilis secondaire. On mit l'enfant à l'usage de la liqueur de Van Swieten, on lui donna des bains hydrargyrés. Les ulcérations marchèrent vers la cicatrisation en même temps que les plaques érectiles non ulcérées pâlirent, s'affaissèrent et disparurent si rapidement, qu'au bout de six ou sept semaines il n'en restait plus trace.

Cette observation bien curieuse, donne lieu à quelques remarques :

(1) Bérard et Denonvilliers. Comp. de chirurg., t. I, p. 63.
(2) Duparcque. Revue médicale, 1851, p. 464.

1° Les taches érectiles se sont-elles développées sous l'influence du virus syphilitique? Je ne le crois pas, car elles existaient à la naissance, et la vérole s'est développée à la suite de l'allaitement confié à une nourrice mercenaire et syphilitique.

2° Faut-il attribuer la disparition des nævi à l'usage du mercure? C'est très-douteux; en tout cas, l'influence des préparations hydrargyrées sur les taches vineuses aurait besoin d'être contrôlée.

3° Enfin, et c'est plus probable, n'y aurait-il là qu'une simple coïncidence de guérison spontanée de taches vineuses en même temps que de cicatrisation des ulcérations syphilitiques sous l'influence d'un traitement approprié?

---

## DIAGNOSTIC.

Le diagnostic des taches vineuses est si facile à faire qu'il n'est guère possible de commettre une erreur. On ne confondra pas, en effet, ces productions essentiellement vasculaires, dont la teinte varie suivant toutes les causes qui agissent sur la circulation en général, avec certaines autres affections cutanées, remarquables par leur couleur spéciale et toujours la même, quelles que soient les circonstances dans lesquelles on les observe, telles que les nævi pigmentaires, le vitiligo, les éphélides, le xanthelasma, etc.

Leur origine congénitale ou voisine de la naissance les distingue suffisamment de certaines affections acquises, telles que les ecchymoses, le purpura hæmorrhagica, ou des télangiectasies qui se développent à un âge avancé de la vie et qui sont liées à une cause professionnelle ou à une affection antérieure.

Leur caractère plat ou à peine proéminent ne permet pas non plus de les confondre avec les véritables tumeurs érectiles, les nævi lipomateux, les nævi hypertrophiques vasculaires ou non.

Le seul point intéressant est de savoir quelles conditions doit remplir un nævus vascularis planus pour être avantageusement combattu par les sarifications; mais ce point de diagnostic trouvera mieux sa place au commencement de l'article consacré au traitement par les scarifications, quand je parlerai de ses indications et des contre-indications.

## PRONOSTIC.

Il est impossible de prévoir, dès les premiers jours qui suivent la naissance, ce qu'il adviendra d'un nævus vasculaire, puisque un grand nombre d'entre eux, suivant Depaul, disparaissent spontanément.

Ce sont les nævi plats, en forme de taches, qui comportent le pronostic le plus favorable, car ils ne subissent habituellement aucune modification ultérieure, tandis que les taches turgescentes tendent à grossir et à gagner en profondeur, Cependant, ils peuvent, pendant les premiers mois, ou les premières années de la vie, s'étendre en largeur, tout en gardant leurs caractères propres, et dans quelques cas se transformer en nævi caverneux ; ils comportent alors un pronostic relativement défavorable et d'autant plus fâcheux que leur marche sera plus continue et plus envahissante.

Les hémorrhagies traumatiques ou consécutives à un travail ulcératif, outre qu'elles peuvent être difficiles à arrêter, entraînent souvent après elles une anémie plus ou moins prononcée.

Les dégénérescences épithéliomateuses, quoique fort rares, sont cependant toujours à craindre et entraînent avec elles le pronostic de l'épithélioma.

---

## ETIOLOGIE.

Les auteurs ne s'accordent pas tous sur l'époque à laquelle apparaissent les nævi ; pour les uns, ce serait toujours des affections congénitales susceptibles d'augmenter ou de diminuer après la naissance; pour les autres, sans renier absolument l'origine fœtale, ils surviendraient souvent après la naissance et dépendraient d'influences locales plus ou moins analogues à celles qui font développer les autres tumeurs.

La cause de ces tumeurs acquises serait donc complètement différente de celle des nævi congénitaux. Cependant il n'y a aucune différence clinique ou anatomique entre eux et il est souvent difficile de dire si la tumeur s'est développée avant ou après la naissance; on est souvent obligé de s'en rapporter au dire des parents, qui s'y trompent fréquemment eux-mêmes; du reste, elles sont quelquefois si petites au moment de la naissance qu'elles peuvent passer inaperçues.

Sur 23 cas observés par Vidal (de Cassis), 19 fois elles

existaient avant un an, 3 fois elles parurent avant la deuxième année, une fois seulement elles se montrèrent dans l'âge adulte.

Sur 151 cas rapportés par L. Porta (1), elles existaient 63 fois au moment de la naissance, elles apparurent 32 fois dans le courant de la première année, 40 fois de 1 an à 14 ans, 10 fois de 14 à 40 ans, jamais après.

Elles sont beaucoup plus fréquentes chez la femme que chez l'homme ; 23 fois sur 25 (Bœckel), 33 fois sur 53 (Lebert), 92 fois sur 151 (Porta).

Cette influence du sexe est difficile à expliquer. Rarement elles sont héréditaires; cependant la malade qui fait le sujet de l'observation I a un enfant de deux ans qui porte sur le cou une tache vineuse de 1 centimètre de diamètre.

On ne peut formuler sur la cause des nævi que de simples hypothèses, ils étaient attribués autrefois à une aberration du nisus formativus, produite par l'imagination des mères, et on les considérait comme des stigmates « d'envies de femme enceinte. »

De telles croyances auxquelles le vulgaire restera sans doute longtemps encore attaché, sont le résultat du désir commun à l'humanité de vouloir tout expliquer, et d'accepter une raison poétique là où elle ne voit pas de raison logique. Elles ne méritent plus, de la part de la science moderne, aucune considération, et elles doivent être reléguées dans le domaine de la fable.

Actuellement, aux hypothèses psychiques ont fait place les hypothèses scientifiques, mais aucune explication vraiment sérieuse de ce phénomène n'a encore été donnée.

On les attribue généralement à un excès ou à un arrêt de développement.

(1) L. Porta. Dell Angectasia. Milano, 1861, p. 5 et 6.

Virchow (1), frappé de voir ces néoplasmes se développer deux fois sur trois à la face et au pourtour des orifices, attribue cette prédilection à l'existence des fentes branchiales dont ces orifices sont les réduits.

Bœckel (2) les attribue aux violences auxquelles la tête est soumise pendant l'accouchement, et il appuie cette hypothèse sur ce que beaucoup d'angiômes survenus chez l'adulte ont succédé à des traumatismes.

Enfin, s'il est vrai que les nævi ont sur les téguments une distribution en rapport intime avec celle de certains nerfs, on sera tout porté à admettre comme cause une altération de ces nerfs ou des centres dont ils émanent.

Toutes ces interprétations plus ou moins ingénieuses ne font que constater l'obscurité qui règne sur la cause des nævi materni, obscurité qui, du reste, leur est commune avec celle qui enveloppe tant d'autres anomalies de développement.

## ANATOMIE PATHOLOGIQUE

Dans ce chapitre je ne décrirai que les nævi à leur première période de développement, ce que Virchow a appelé l'angiôme simple.

Les taches vasculaires de la peau sont formées par des dilatations cylindriques des petits vaisseaux des réseaux périphériques et par la formation de nouveaux vaisseaux cylindriques également. Si la tache est petite comme une

(1) Wirchow. Pathologie des tumeurs, t. IV, trad. Aronsohn. Paris, 1876.

(2) Bœckel. Dictionnaire de médecine et de chirurgie pratiques, art. Tumeurs érectiles, p. 728.

piqûre de puce, l'œil nu ne peut y reconnaître un arrangement régulier des vaisseaux, mais quand elle augmente et devient légèrement saillante, on peut y distinguer un véritable réseau de vaisseaux dilatés.

A l'état normal, les vaisseaux du réseau cutané n'ont pas plus de 0,01 millimètre de diamètre ; sur une tumeur sanguine, ils atteignent de 0,05 à 0,06 millimètres. Broca (1), qui les a étudiés sur une tache érectile, probablement congénitale et n'ayant jamais fait de progrès, a été frappé de l'uniformité de leur calibre. Robin (2) a fait la même remarque. Par conséquent, dans les cas les plus simples il n'y aurait pas de dilatation ampullaire et sacciforme comme le disent Cornil et Ranvier (3), et surtout on ne trouverait pas à la surface profonde de la tache les granulations spéciales constituées par un peloton vasculaire, découvertes et décrites par Porta (4) dans les taches turgescentes et surtout dans les véritables tumeurs érectiles.

Les vaisseaux capillaires sont loin de s'hypertrophier en raison de leur dilatation, ils n'ont pas moins d'épaisseur qu'à l'état normal, mais considérés relativement à leur volume ils paraissent amincis.

Les capillaires dilatés sont principalement ceux de second ordre, c'est-à-dire ceux qui ont deux tuniques avec deux ordres de noyaux ; ils ont perdu souvent leurs propriétés contractiles, les globules sanguins y stagnent ou tout au moins y ont une circulation plus lente, leurs parois sont souvent infiltrées de granulations graisseuses. Il y a souvent dilatation des artérioles et des veinules abou-

(1) Broca. Loc. cit.

(2) Robin. Comptes-rendu, et mémoire de la Société de biologie, t. V.

(3) Cornil et Ranvier. Loc. cit.

(4) Porta. Loc. cit.

tissantes, mais jamais cette dilatation n'est assez prononcée pour déterminer des battements perceptibles.

Certains nævi ont une coloration rouge clair attribuée à la dilatation des fines artérioles, d'autres ont une coloration violacée attribuée à la dilatation des vaisseaux veineux. « Mais cette opinion n'a pas de raison d'être, elle n'est démontrée par aucune observation directe, et il est probable que l'altération porte exclusivement sur les capillaires intermédiaires; tout au plus peut-on dire que la coloration plus ou moins foncée dépend de la plus ou moins grande quantité de vaisseaux de nouvelle formation (1). »

Les vaisseaux sont compris dans un stroma de tissu conjonctif plus ou moins épais dont la formation accompagne toute néoplasie vasculaire, et qui marche de pair avec la dilatation vasculaire dont elle suit tous les progrès. Ce tissu peut être, dans l'angiôme simple, en quantité telle qu'il communique à la tumeur une consistance véritablement fibreuse, il peut en s'épaississant déterminer une transformation fibreuse de l'angiôme, ou au contraire en s'amincissant et en s'ulcérant provoquer la communication des vaisseaux entre eux, et donner lieu à un tissu caverneux dans lequel circule le sang. C'est ainsi que l'angiôme simple se transforme en angiôme caverneux.

Les taches vineuses sont composées de vaisseaux dont le nombre, le volume, la disposition diffèrent de l'état normal, et qui se développent dans un tissu qui normalement ne contient que des capillaires à disposition déterminée; en se développant la tumeur détruit et absorbe en quelque sorte les tissus environnants. « Les nævi peuvent donc être considérés comme des néoplasmes destructifs. » (Hébra).

(1) Hébra. Loc. cit., p. 359.

« Les nævi paraissent tout à fait superficiels; quand on se borne à les examiner pendant la vie, on est tenté de croire qu'ils sont situés immédiatement au-dessous de l'épiderme; cette apparence n'est pas trompeuse en ce sens que les capillaires superficiels du derme sont réellement dilatés; mais lorsqu'on étudie la pièce anatomique soit sur le cadavre, soit après une opération, on trouve que la lésion occupe la couche profonde de la peau. C'est là seulement qu'existent les granulations de Porta. La couche superficielle du derme existe toujours au-dessus de ces granulations, conservant tous ses éléments anatomiques; on y retrouve les bulbes pileux, les glandes sébacées, les glandes sudoripares. Seulement les organes sont souvent plus ou moins atrophiés (1) ».

Jamais dans les nævi plats Robin (2) n'a vu l'altération gagner les vaisseaux des papilles. Pour Hébra (3) au contraire le siége principal de taches vineuses serait dans la couche papillaire, au-dessus du substratum vasculaire.

*Développement.* — Le mode suivant lequel se développent les vaisseaux capillaires nouveaux est un des points les plus obscurs, et par suite les plus discutés. Les différentes théories émises à ce sujet peuvent cependant se rattacher à l'un des deux modes de genèse suivants.

Pour les uns, Cruveilhier, Frey (4), Billroth (5), les branches nouvelles s'établiraient de toute pièce indépendamment des vaisseaux préexistants. Pour les autres, Le-

(1) Broca. Loc. cit., p. 181.
(2) Robin. Loc. cit. (Id.).
(3) Hébra. Loc. cit., p. 359.
(4) Frey. Traité d'histologie. Trad. Spilmann. Paris, 1877, p 438.
(5) Billroth. Vorlesungen über Geschwülste, p. 46.

bert (1), Robin (2), Broca (3), Ranvier (4), les vaisseaux nouveaux dériveraient des anciens.

Cette dernière manière de voir est plus généralement admise aujourd'hui. Alors la néoformation est amenée par la production des dilatations, de sortes de bourgeons creux naissant des capillaires anciens; ces bourgeons arrivent au contact les uns des autres, des ouvertures s'établissent entre eux et ainsi se constituent de nouveaux réseaux.

## TRAITEMENT

Les moyens employés contre les nævi vasculaires non saillants se rattachent à quatre méthodes principales dont l'une constitue une sorte de traitement palliatif, tandis que les trois autres ont pour but de favoriser l'oblitération du réseau vasculaire ou de faire disparaître totalement le nævus.

1° *Méthode palliative.* — En 1835, Pauli, de Landau, eut l'idée de colorer en blanc par le procédé habituel du tatouage, les nævi superficiels de couleur lie de vin (5). On ne peut guère espérer rendre ainsi à la peau sa teinte naturelle ; le choix de la couleur est difficile, il ne faut rien

(1) Lebert. Traité d'anatomie pathologique, générale et spéciale, t. I, p. 57.

(2) Robin. Loc. cit. et Bulletin de l'Acad. de méd., 1856.

(3) Broca. Loc. cit.

(4) Ranvier. Dictionnaire de médecine et de chirurgie pratiques, art. Capillaires.

(5) Pauli. In Siebold's Journal für Geburtshülfe, t. V, p. 56. Leipsig, 1835.

moins que l'œil exercé d'un peintre pour établir les nuances convenables à chaque région, et le hasard seul pourrait faire que le mélange du vermillon et du blanc de céruse, qu'on emploie à cet effet, produisît exactement la couleur de la peau environnante. Cependant ce serait déjà beaucoup si on pouvait substituer à une couleur choquante comme le bleu des taches vineuses, une couleur moins disparate.

Cordier (1) qui renouvela en France les expériences de Pauli, réussit à modifier la coloration des taches pigmentaires, mais il échoua pour les taches vineuses. Selon cet auteur, ce n'est pas en déposant dans les couches superficielles du derme une matière colorante que le tatouage réussit à blanchir les taches pigmentaires, mais en produisant une irritation et une petite suppuration qui fait éliminer le dépôt de pigment et met obstacle à sa sécrétion ultérieure. Quant aux poudres introduites par l'acupuncture, elles n'ont pas un pouvoir colorant assez prononcé pour atténuer d'une manière notable la teinte bleue ou rouge des taches érectiles. Le tatouage n'est donc qu'un procédé infidèle, qui a pour but de faire naître une inflammation curative.

2° *Enlever ou détruire directement le nœvus.* — L'extirpation, la ligature simple ou multiple sous les épingles, s'appliquent bien plutôt aux tumeurs érectiles qu'aux taches vineuses, surtout lorsque celles-ci occupent une étendue assez grande.

La cautérisation est un moyen qui a joui autrefois d'une grande réputation et qui a encore de nos jours un certain crédit. Dupuytren se servit du cautère actuel, mais sur-

(1) Cordier. Revue médico-chirurgicale de Malgaigne. Paris, 1848, t. IV, p. 25.

tout contre les tumeurs érectiles. On a recommandé successivement le nitrate d'argent (de Graefe), l'acide nitrique fumant (Follin), la potasse caustique (Wilson), le caustique de Vienne (Bérard), le bichlorure de mercure (Marcke).

3° *Procédés capables d'atrophier le nævus.* — Cette méthode repose sur cette idée que les chirurgiens ont eue d'atrophier les nævi en empêchant ou tout au moins en diminuant l'arrivée du sang dans les tissus morbides. Pour atteindre ce but, on emploie la compression simple ou combinée avec le refroidissement et à laquelle on peut ajouter les solutions astringentes. Ces méthodes sont assurément excellentes, malheureusement leur valeur réelle ne répond pas aux espérances d'Abernethy (1), leur emploi doit être prolongé pendant un temps fort long et d'une façon continue, et, comme on doit atteindre toute la surface des nævi, elles sont souvent d'une application peu commode.

4° *Procédés capables de déterminer l'oblitération des petits vaisseaux. Méthode perturbatrice de Broca.* — Par ces moyens on cherche à transformer la tache sanguine en un tissu inaccessible au sang. Certains chirurgiens ont cherché à provoquer une inflammation adhésive, d'autres dépassant ce but sont allés jusqu'à la suppuration.

La galvano-puncture et les injections coagulantes qui réclament une place importante dans le traitement des nævi vasculaires saillants, sont, si l'on peut dire ainsi, au dessus de la thérapeutique usuelle des simples taches vineuses, bien qu'elles aient été quelquefois employées avec succès.

(1) Abernethy. In Surgical Observations. London, 1806.

En revanche il n'en est pas de même des divers irritants locaux, dont on peut faire porter l'action, soit seulement à la surface du derme, soit jusque dans la profondeur de cette couche tégumentaire. Parmi les agents qui exercent leurs effets à travers l'épiderme, nous citerons : la teinture d'iode ; le tartre stibié, qui employé en pommade (50 centigr. pour 4 gr. d'emplâtre adhésif), a quelquefois donné des résultats favorables ; l'huile de croton tiglium employée en frictions ; les vésicatoires dont on entretient la suppuration.

Le perchlorure de fer à 30° appliqué directement sur la peau a donné de bons résultats à M. Vidal dans quelques cas, et en particulier chez le petit malade dont j'ai parlé qui avait une tache vineuse généralisée.

Les procédés endermiques consistent dans l'inoculation d'une substance capable de déterminer l'inflammation adhésive et conséquemment l'oblitération des vaisseaux. Lafargue (de Saint-Émilion) (1), introduit dans ce but au moyen d'une lancette de l'huile de croton tiglium sous l'épiderme ; il se produit une pustule au niveau de chaque piqûre, et consécutivement une cicatrice ; mais ses effets ne sont pas, à beaucoup près, aussi réguliers que ceux du virus vaccinal, dont l'utilité, consacrée déjà par un assez long usage, est, depuis plus de vingt ans, complètement reconnue. Cette méthode a été inaugurée par des chirurgiens anglais, Hogdson, Carle, Marshall, et actuellement il n'est peut-être pas de chirurgien qui ne l'ait employée.

Le mode d'inoculation peut varier, soit qu'on se serve d'une lancette ou d'une aiguille comme pour les vaccinations ordinaires, soit que, pour prévenir l'écoulement du

(1) Lafargue. Gaz. méd., 1844.

sang, et par suite l'entraînement possible du virus, on enfonce plus profondément de fines aiguilles, et qu'on les laisse quelques minutes en place avant de les retirer (Nélaton). Les piqûres doivent être multipliées et espacées d'un centimètre environ.

Ce procédé excellent pour les nævi peu étendus n'est plus applicable aux larges taches sanguines. Quand elles sont tout à fait sans saillies, Broca (1) applique le perchlorure de fer par la méthode endermique.

On soulève l'épiderme avec une compresse imbibée d'ammoniaque liquide, puis on promène sur le derme dénudé un pinceau imbibé de perchlorure de fer à 20 (une solution plus concentrée pourrait produire une petite eschare, et laisser une cicatrice légèrement brunâtre). Cette application est très-douloureuse, et nécessite l'emploi du chloroforme; la douleur persiste au moins pendant trois heures. On n'applique aucun pansement; une croûte brunâtre, mince, lisse, qu'on prend volontiers pour une eschare, se forme rapidement et se détache au bout de cinq ou six jours, sans suppuration, sans que le derme ait été entamé.

Lorsque l'opération a réussi, la peau présente une teinte brunâtre qui disparait habituellement en quelques semaines, quelquefois persiste plus longtemps.

Une fois Broca a fait deux applications successives sur une tache et a obtenu une guérison complète ; il a échoué en appliquant ce traitement aux taches plus ou moins saillantes.

Balmanno Squire (2) a employé l'acupuncture ; pour cela il se sert de fines aiguilles fixées à une manche à un dixième de pouce l'une de l'autre, elles sont chauffées à

(1) Broca. Loc. cit., p. 238.
(2) Balmanno-Squire. Loc. cit., p. 16.

l'alcool au rouge sombre, et enfoncées à un dixième de pouce dans la tache; au lieu de se servir d'une lampe à alcool, on peut mettre les aiguilles en communication avec une batterie électrique.

Cette opération nécessite une anesthésie préalable, elle doit être répétée un grand nombre de fois; elle détermine une petite eschare tubulaire suivie de cicatrices disséminées il est vrai, mais à peine visibles. Balmanno Squire a fait construire dans ce but un instrument contenant trente-six aiguilles dans l'espace d'un demi-pouce, mais il a renoncé à ce procédé cependant excellent, à cause des petites cicatrices qu'il laisse.

Il me reste maintenant à parler d'un dernier mode de traitement, de l'emploi des scarifications linéaires.

---

## TRAITEMENT DES TACHES VINEUSES PAR LES SCARIFICATIONS.

Tous les procédés que j'ai indiqués ont une valeur incontestable, ils transforment avec avantage une plaque livide, désagréable à la vue, en un tissu de cicatrice moins laid, et parfois même si superficiel qu'il apparaît à peine et qu'il n'entraîne pas de rétraction consécutive; mais ils ont aussi des inconvénients véritables; car l'opérateur ne peut pas toujours prévoir à l'avance quelle sera l'épaisseur de la cicatrice curative qu'il cherche à déterminer. Souvent, je le veux bien, elle sera lisse, superficielle, peu apparente, mais souvent aussi les moyens employés dépasseront le but que s'est proposé le chirurgien, et détermineront une cicatrice profonde, irrégulière, rétractile; une difformité naturelle sera remplacée par une difformité acquise, qui ne satisfera que très-médiocrement le malade; aussi beaucoup de médecins, consultés par des malades atteints de nævi plats, stationnaires, mais étendus, leur conseillent-ils de vivre avec leur mal plutôt que de tenter les chances d'une cure incertaine.

Le traitement par les scarifications quoique imparfait, réalise le double avantage de s'appliquer aux taches même très-étendues et de ne laisser après lui aucune cicatrice appréciable.

*Indications et contre-indications.* — Le traitement par les scarifications s'adresse à toutes les taches vineuses, quels que soient leur siége, leur étendue, leur coloration ; mais il reste impuissant contre les nævi saillants et surtout contre les tumeurs érectiles. Donc la première condition que doit réaliser une tache vineuse est d'être plane, non saillante, non pulsatile ; les plaques saillantes au-dessus du niveau de la peau en masse ou en partie seulement, celles qui sont recouvertes de végétations à base large ou polypeuse, ne sont pas susceptibles de suivre une marche régressive sous l'influence du traitement ; il serait même imprudent de le leur appliquer, car on s'exposerait à des hémorrhagies parfois difficiles à arrêter. De plus, le but des scarifications linéaires, superficielles, étant de favoriser l'oblitération des petits vaisseaux, ne saurait être atteint lorsqu'il s'agit de vaisseaux fortement dilatés ou de tissus caverneux.

Cependant quand sur une tache vasculaire, il y a quelques petites saillies peu apparentes, ne dépassant pas la grosseur d'une lentille, peu nombreuses, on peut encore essayer le traitement, il sera plus long, moins certain, mais il procurera encore un bénéfice réel. L'homme que nous avons observé avait une tache vineuse semée de petites végétations de la grosseur d'une tête d'épingle à celle d'une lentille; le premier effet du traitement a été de déterminer l'affaissement de ces tumeurs.

Le mauvais état général des malades est une autre contre-indication. Une femme pâle, chlorotique, sujette à des métrorrhagies, ou un individu atteint d'affections diathésiques supportera beaucoup moins facilement une perte de sang, peu considérable il est vrai, mais souvent répétée, qu'un homme robuste, le traitement sera une cause débilitante surajoutée à celles qui existent déjà. Du reste, il est toujours bon de suppléer à la perte de sang, inévitable en pareil cas, par un régime tonique et les préparations ferrugineuses.

Les scarifications peuvent être faites sur des individus de tout âge, mais on a bien rarement occasion de les employer sur des personnes déjà âgées qui n'ont plus, comme les jeunes gens, l'ambition de paraître belles.

On peut les employer chez les enfants, mais ces derniers sont souvent indociles, le traitement est toujours un peu douloureux, et, malgré les agents anesthésiques, il est difficile de faire accepter à un bambin des souffrances dont il ne voit pas le bénéfice. De plus, comme je l'ai dit, les nævi peuvent suivre pendant les premières années de la vie une marche régressive, et il vaut mieux avant d'avoir recours à aucune espèce de traitement attendre la marche ultérieure de l'affection. Cependant si la tache avait une marche rapidement extensive, si elle tendait à devenir turgescente, il ne faudrait pas hésiter à l'employer dans le but d'arrêter ou de retarder les progrès du mal.

C'est donc surtout pendant l'adolescence et pendant l'âge adulte et dans les cas de nævi vasculares plani, qu'on devra avoir recours au traitement par les scarifications.

*Anesthésie.* — Le procédé de Balmanno Squire devant

être repété souvent et à de courts intervalles. on ne peut pas songer à avoir recours à l'anesthésie générale, mais il est bon de diminuer autant que possible la douleur à l'aide de l'anesthésie locale. A cet effet, Balmanno Squire fait sur les parties malades des pulvérisations d'éther, et, dans le but de diminuer l'écoulement de sang, il glace en même temps son couteau.

M. Vidal suivit d'abord la pratique du chirurgien anglais et se servit de l'appareil de Richardson, mais il remarqua bientôt que, opérant presque toujours sur la face, l'éther projeté au pourtour des orifices, surtout au pourtour des narines, provoquait une sensation de malaise désagréable aux malades qui aiment généralement mieux subir la douleur passagère provoquée par les scarifications que d'être incommodés par l'éther. Actuellement il ne fait d'anesthésie locale que chez les malades qui la réclament ; en tout cas, il la cesse dès qu'ils n'en veulent plus.

On peut remplacer l'éther par l'application prolongée de glace, employée seule ou mélangée à du sel de cuisine, sur la partie à scarifier.

Ces moyens ont l'avantage, en diminuant la sensibilité de la peau, de faire contracter les vaisseaux et de diminuer l'écoulement de sang pendant l'opération et, par conséquent, d'éclaircir le champ opératoire, mais souvent après l'opération les vaisseaux, contractés pendant quelque temps, subissent une dilatation exagérée, et il en résulte une hémorrhagie plus abondante; toutefois elle n'est jamais inquiétante.

*Scarifications.* — Quand Balmanno Squire commença à scarifier les nævi, il se servit, comme pour le lupus, d'une aiguille à cataracte ordinaire. Après avoir insensibilisé la peau, il traçait avec son aiguille des incisions linéaires, parallèles, aussi rapprochés l'une de l'autre que possible, et profondes d'un millimètre environ. Il faisait les scarifications dans un seul sens, et, quelques jours après, il faisait des incisions analogues, mais perpendiculaires aux premières ; de façon à renouveler tous les cinq ou six jours les scarifications. Plus tard il fit, dans la même séance, des incisions verticales d'abord, horizontales ensuite, de façon à laisser entre les plaies de petits quadrilatères de peau intacte.

Cette méthode exige une certaine habitude, une certaine habileté de main ; pour être bien faite, cette opération nécessite une régularité parfaite dans la profondeur et l'écartement des incisions, elle doit avoir la netteté de traits des hachures d'un dessin. Dans le but de la rendre plus facile, à la portée de tous les médecins, Balmanno Squire fit construire un scarificateur multiple, à lames parallèles, éloignées l'une de l'autre d'un demi-millimètre et composé de seize lames, de sorte que la largeur de la portion coupante est d'un centimètre ; toutes ces lames sont adaptées à une garniture métallique soudée elle-même à un manche. Afin de ne pas faire d'incisions trop profondes, il y a sur les côtés de ce scarificateur, et, parallèles à la surface plane des couteaux, de petits ajutages mousses, moins grands qu'eux d'un millimètre environ, de sorte que, quand les couteaux sont enfoncés dans la peau, les petits arrêts appuyant sur elle ne permettent pas de dépasser cette profondeur.

Pour se servir de cet instrument, on l'appuie fortement sur la peau légèrement tendue, puis on le dirige en droite ligne ; on obtient ainsi seize incisions parallèles à un demi-millimètre de distance. Alors on ramène l'instrument au point de départ en le tenant toujours de la même manière, c'est-à-dire comme une plume à écrire, de façon que la première lame de gauche, par exemple, corresponde à la dernière incision de droite, et on fait seize nouvelles incisions parallèles aux premières et ainsi de suite. On reprend ensuite les incisions en travers, c'est-à-dire qu'on en fait une nouvelle série perpendiculaire aux premières, de façon que l'opération terminée il y ait sur la peau une série de lignes en quinconce.

L'instrument de Balmanno Squire a de grands avantages, il permet de faire des incisions d'un parallélisme parfait et très-rapprochées les unes des autres, il évite les incisions trop profondes capables de donner lieu à une cicatrice, il permet de faire un grand nombre d'incisions à la fois et par suite de diminuer la durée de l'opération et d'abréger les douleurs; mais il a aussi des inconvénients.

Son prix relativemeut élevé fait qu'il ne passera que bien difficilement dans le domaine public, et qu'il restera toujours confiné dans les mains des spécialistes. On a besoin pour faire couper cet instrument à seize lames de déployer une certaine force, et, quand une lame ne coupe plus, on est obligé de le démonter en entier et de le faire rajuster par un fabricant expérimenté.

Enfin le mobile qui a poussé Balmanno Squire à construire son instrument n'est pas aussi sérieux qu'il veut bien le dire. Ce chirurgien exagère beaucoup la difficulté qu'on a de faire des incisions parallèles avec un scalpel ordinaire; pour y arriver, dit-il, il faut le talent d'un dessinateur, et tous les médecins n'ont pas l'habileté de main suffisante. Cet argument n'a pas de valeur; je prétends que le praticien le moins exercé à l'art des opérations arrivera en très-peu de séances à faire des incisions parfaitement parallèles et à la profondeur voulue avec un bistouri à une seule lame. Il aura ainsi à la main une arme intelligente avec laquelle il pourra faire varier la profondeur et la distance de ses incisions au lieu d'avoir un instrument aveugle.

Donc malgré la longueur de l'opération, malgré la douleur plus souvent répétée qui en est la conséquence, je préfère le scarificateur à une lame de M. Vidal qui, par sa simplicité et la modicité de son prix de revient, est à la portée de tous.

Le scarificateur employé primitivement par M. Vidal était une aiguille droite, terminée inférieurement par un lozange, à bords coupants, dont le grand axe se continue avec la tige de l'aiguille, et montée sur un manche résistant.

Cet instrument, très-suffisant, présente un inconvénient, c'est que le lozange a une surface très-petite (3 mill. suivant la grande diagonale, 2 suivant la petite), qui diminue chaque fois qu'on le fait aiguiser et qui, en très-peu de temps, se réduit à une surface presque rectiligne. Aussi M. Vidal a-t-il cherché à donner une autre forme à son scalpel ; et il a réalisé très-heureusement le but qu'il se proposait en faisant construire un scarificateur composé d'une tige métallique aplatie, longue de 3 centimètres environ, large de 2 millimètres ou de 2 millimètres et demi, et montée sur un manche d'aiguille à cataracte ; l'extrémité libre seule est coupante suivant les bords qui se réunissent en pointe suivant l'axe de la lame, formant ainsi un angle ouvert en haut de 45° environ.

Cet instrument, plus résistant que la simple aiguille, a l'avantage de pouvoir se repasser très-facilement, tout en laissant aux bords coupants une direction toujours la même.

Voici comment opère M. Vidal : après avoir fait l'anesthésie locale ou non, il fait tendre la peau par un aide au-dessus de la tache par exemple, il la tend lui-même en sens opposé à la partie inférieure, de façon à avoir une surface lisse, tendue, qui ne fuira pas sous le couteau. Cette tension de la peau entraîne en même temps une légère compression qui diminue l'hémorrhagie; puis, prenant son scalpel de la main droite, M. Vidal trace sur la tache sanguine une série d'incisions droites, parallèles, à 1 millimètre environ de distance les unes des autres, plus rapprochées si c'est possible, et profondes de 1 millimètre à 1 millimètre et demi; puis faisant tendre la peau, comme je l'ai dit, dans un sens diamétralement opposé, il fait perpendiculairement aux premières incisions et de la même façon de nouvelles incisions. On a ainsi un quadrillage limitant de petits carrés de peau de 1 millimètre carré.

Quand le nævus est peu étendu on peut le scarifier en entier en une seule séance; quand au contraire il occupe une surface plus considérable, ou tout un côté de la face, on n'en traite qu'une partie à la fois afin de ne pas trop prolonger l'opération qui dure deux à trois minutes, et surtout de ne pas amener de perte de sang trop abondante. A la séance suivante on opère sur d'autres points ou on recommence la scarification sur les mêmes endroits, mais alors il est bon de donner aux incisions une direction différente de celle qu'elles ont eue précédemment pour qu'au bout d'un certain temps il ne reste plus un point de la peau qui n'ait pas été sectionné.

A l'hôpital, pour avoir un service régulier, M. Vidal répète cette opération tous les huit jours; en ville on peut espacer un peu moins et scarifier tous les cinq ou six jours.

*Hémorrhagie.* — Cette opération entraîne après elle une

légère hémorrhagie en nappe ; elle est plus abondante à la suite d'une première opération, et diminue à mesure que le nombre des scarifications sur un même point augmente, probablement parce qu'un certain nombre de capillaires ont été oblitérés par les opérations précédentes et que la tache est moins vasculaire.

Cette hémorrhagie n'est pas très-abondante; il est difficile d'apprécier exactement la quantité de sang perdu, mais je ne crois pas qu'une scarification, même pendant les premiers temps du traitement, fasse perdre plus de 20 ou 30 grammes de sang.

Du reste à la suite d'un grand nombre d'opérations sur un même malade il ne survient jamais d'état anémique très-prononcé. Presque toujours nous avons eu affaire à des femmes et elles n'ont que très-rarement présenté des troubles du côté de la menstruation, et ne sais s'il fallait les attribuer au traitement qu'on leur faisait subir; elles ont toujours pu reprendre leurs occupations le jour même, aucune n'a renoncé au traitement à cause de l'affaiblissement qu'il entraînait; toutefois il est bien certain que chez les femmes chlorotiques à l'excès on devra opérer avec ménagement.

Cette hémorrhagie qui se fait en nappe masque quelquefois le champ opératoire, cet inconvénient est réel surtout quand on fait les incisions transverses, mais on y remédie très-facilement en faisant tendre la peau ou bien en épongeant légèrement, et surtout en commençant les incisions par les parties les plus déclives, et en allant vers les plus élevées; du reste avec un peu d'habitude on arrive à faire des hachures très-égales sans calculer la distance qu'on met entre elles.

Cet écoulement de sang s'arrête seul ou à l'aide d'une légère compression en quelques minutes ; on pourrait employer quelques hémostatiques, tels que l'amadou, le tampon de coton, mais il faut éviter avec soin les hémostatiques astringents, tels que le perchlorure de fer, qui détermine un travail ulcératif douloureux.

A l'exemple de Balmanno Squire, M. Vidal se sert habituellement du papier buvard ordinaire que tout le monde a sous la main. De petits carrés de papier sont appliqués sur les plaies, on en superpose au besoin plusieurs et on fait une légère compression. Outre qu'il suffit à arrêter l'hémorrhagie le papier buvard a l'avantage d'absorber le sang qui séjourne dans les petits interstices, et d'empêcher la coagulation qui mettrait obstacle à une réunion par première intention.

*Pansement consécutif.* — L'hémorrhagie arrêtée en quelques minutes par les moyens que j'ai indiqués, on lave soigneusement la partie scarifiée avec un pinceau de blaireau imbibé d'eau fraîche, afin d'enlever le sang coagulé qui aurait pu rester dans les incisions, on réapplique ensuite du papier buvard légèrement humecté pour bien exprimer tout le sang; le malade l'enlève quatre ou cinq minutes après, puis il rentre chez lui sans pansement et il peut dès le soir reprendre ses occupations.

*Douleur.* — On comprend parfaitement qu'une opération analogue provoque de la douleur; elle est très-réelle, et d'autant plus grande, qu'on approche des orifices naturels; elle est peut-être plus vive sur les points qui ont déjà subi plusieurs scarifications que sur ceux auxquels on touche pour la première fois; et les malades avouent très-bien que s'ils étaient plus impressionnés par les premières séances de scarification, ils ont plus souffert des dernières. Toutefois cette douleur est très-supportable, la preuve en est dans la persistance et la régularité avec laquelle les malades viennent se faire soigner ; du reste on peut l'atténuer par l'anesthésie. Elle persiste pendant quelques instants après l'opération, mais elle est déjà très-amoindrie ; pendant les heures qui suivent, quelquefois pendant le reste de la journée, les malades se plaignent d'une simple gêne ou d'une légère tension.

*Marche et durée du traitement.* — Après une scarification, les parties incisées restent visibles pendant deux ou trois jours, mais quand le malade revient au bout de huit jours pour subir une nouvelle opération il n'en reste plus trace, c'est tout au plus si l'on voit encore un léger sillon un peu moins coloré surtout quand on tend la peau.

Cette méthode ne provoque aucune inflammation, aucune suppuration, les plaies se réunissent toujours par première intention.

Il serait audacieux de dire qu'il ne se fait pas de tissu de cicatrice, et que sous l'influence du traitement la surface du nævus se transforme en peau normale ayant toutes les propriétés physiologiques de cette membrane ; car il est bien évident qu'on ne fait pas des incisions en aussi grand nombre, si superficielles qu'elles soient, sur un même point du corps, sans amener dans ce point des modifications dans les éléments du derme. Les scarifications ont pour but de provoquer l'oblitération des vaisseaux, mais elles les oblitèrent en favorisant la formation d'un autre tissu ; on cherche à faire ce que la nature fait quelquefois toute seule, à transformer un tissu essentiellement vasculaire en un autre où l'élément conjonctif domine.

Mais, même après un très-grand nombre de scarifications, il n'y a pas de cicatrice apparente à la vue ni même au toucher ; il ne se forme pas de tissu rétractile, tout au plus les parties scarifiées paraissent-elles un peu plus dures qu'à l'état normal.

Après une, deux ou même trois séances de scarifications il n'y a pas de modifications apparentes, il faut au moins six ou huit scarifications pour voir un changement notable dans l'état de la tache. Au bout de six semaines il est facile de constater que la tache vasculaire a une couleur moins foncée, et le malade quelquefois désillusionné après les premières séances, revient satisfait des progrès dus au traitement. Aussi faut-il bien recommander aux malades de ne pas se lasser trop vite, et leur faire bien comprendre que l'amélioration sera lente, difficile à saisir dans les premiers temps.

Pour avoir un point de comparaison, et rendre plus appréciables les modifications que l'on doit obtenir, il est bon de suivre la pratique de M. Vidal, qui consiste à faire porter les scarifications d'abord sur un même point de la tache, et de laisser intact un autre point de même nuance ; alors la différence des teintes est bien plus facile à saisir.

Quand on opère sur une tache un peu saillante, le premier effet des scarifications est de la rendre plane, s'il y a de petites saillies qui ne dépassent pas le volume d'une lentille, elles s'aplatissent également ; puis la coloration de la tache change et passe par toute une série des nuances dont l'intensité de coloration diminue petit à petit. De violette par exemple, elle devient rouge vineux, puis rouge grenat, puis à mesure que le nombre des séances augmente, la coloration décroît insensiblement, elle devient rose, puis ne présente plus qu'une teinte un peu cuivrée et à peine différente de celle de la peau, cette teinte devient alors très-facile à dissimuler avec une poudre de toilette quelconque.

Les changements dans la coloration ne se font pas toujours d'une façon uniforme sur toute la tache ; quelquefois il se fait des îlots disséminés de couleur moins foncée qui deviennent plus blancs ensuite et qui s'étendent vers la peau saine.

Le nombre des scarifications nécessaires est toujours considérable, je ne saurais le fixer même approximativement, et on comprend très-bien qu'une tache lie de vin exigera un bien plus grand nombre de séances qu'une tache simplement rosée. Plus un nævus sera étendu, plus il demandera de temps pour se modifier ; je crois que pour un nævus rose il faudra toujours au moins quinze à vingt opérations, pour les nævi violets il en faudra un bien plus grand nombre, et si l'on songe qu'on ne peut guère faire plus d'une séance par semaine, on voit tout le temps que doit durer le traitement.

Malheureusement les malades que j'ai pu observer à l'hôpital et qui sont encore actuellement en traitement avaient tous des taches très-étendues et très-colorées, de sorte que les résultats obtenus chez eux ne sont pas encore assez satisfaisants pour pouvoir apprécier la méthode. Dans les cas que j'ai vus, des nævi violet foncé ont été ramenés à la teinte rose, et cela sans trace de cicatrices apparentes.

Est-ce là le dernier mot du traitement? Je ne le crois pas. En tout cas, ce serait déjà beaucoup que d'avoir remplacé une tache presque hideuse par une tache moins laide. Peut-être que les nævi couleur lie de vin, dans lesquels il y a prolifération considérable de vaisseaux dans toute l'épaisseur du derme, sont incapables de blanchir complètement; mais les nævi roses ont été ramenés à une coloration légèrement cuivrée très-facile à dissimuler.

Malgré sa durée, le traitement préconisé par Balmanno

Squire est donc excellent, sinon parfait; il est certainement préférable à tous ceux qui ont été employés jusqu'ici.

Outre qu'il est long, il a le grave inconvénient d'être douloureux ; mais on sait combien les femmes sont courageuses quand il s'agit de remédier à une difformité qui nuit à leurs charmes. A quelque classe de la société qu'elles appartiennent, elles sont coquettes et à juste titre ; celles que nous avons pu observer, toutes appartenant aux classes laborieuses, ont supporté avec un courage qui ne s'est jamais démenti les souffrances passagères qu'on leur faisait endurer.

---

## OBSERVATIONS.

Obs. I. — Madame Antipoul, 28 ans, couturière. Taches de coloration violet foncé, s'étendant à la joue, la tempe, les paupières, la racine du nez et la lèvre supérieure du côté gauche.

Cette femme n'a pas d'antécédents diathésiques, les parents n'ont pas de nævi. Elle raconte qu'au moment de sa naissance elle avait au bord externe de la paupière inférieure gauche une petite tache vineuse que sa mère attribuait à un coup d'ongle de la sage-femme au moment de l'accouchement.

Aussi loin que cette malade reporte ses souvenirs, elle affirme qu'elle a toujours vu son nævus garder la même grandeur et la même coloration.

Elle n'a jamais suivi de traitement. Elle a deux enfants, l'aîné n'a pas de lésion analogue, le plus jeune, âgé de 31 mois, a une tache de la grandeur d'une lentille au niveau du raphé médian postérieur du cœur. Elle existait à la naissance et n'a jamais augmenté depuis.

La malade est venue à la consultation de l'hôpital vers la fin de novembre 1877, priant qu'on la débarrasse de sa difformité.

Voici ce que l'on constate : 1° Une tache volumineuse occupant la totalité des paupières, s'étendant de là du côté de l'oreille et descendant vers le milieu de la joue, de l'angle de l'œil elle mesure 6 centimètres dans le sens horizontal, 5 en bas dans le sens vertical. En dedans, cette tache ne dépasse pas en hauteur le bord du sourcil, mais elle présente un prolongement temporal qui s'enfonce dans le cuir chevelu sans que les cheveux présentent d'altération.

Ce nævus absolument plat a une couleur violette très-foncée, le doigt et la vue ne peuvent lui assigner de limites tranchées, il est lisse, n'est le siége d'aucune production pileuse ; au niveau du sourcil, il y a quelques îlots de peau saine.

2° Au niveau de l'angle interne de l'œil gauche il y a une autre tache isolée de la première, descendant le long du sillon naso-génien, de coloration rouge intense mais non lie de vin.

3° Au niveau de la lèvre supérieure du côté gauche, il y a une tache qui ne dépasse pas en dedans la ligne médiane, en dehors la commissure labiale et qui a une couleur un peu moins foncée que celle qui occupe le nez, mais cependant encore très-rouge.

Jamais la malade n'a éprouvé de douleur ni de trouble de la sensibilité en ces points.

La portion gauche de la muqueuse gingivale et alvéolaire, est rouge violacé, mais non boursouflée.

30 janvier 1878. Huit scarifications ont été faites sur la lèvre, le nez et la partie inférieure de la tache qui occupe la joue ; les paupières et le prolongement temporal sont laissés de côté pour fournir des points de comparaison. Les points scarifiés ont sensiblement changé de couleur, de l'avis de la malade et de son entourage ils ont pâli ; les points où la tache était violette sont amenés au rouge foncé ; sur le nez et la lèvre la tache est simplement rose, et en regardant avec soin on voit que la teinte n'est pas uniforme, il y a quelques points plus pâles, seulement un peu jaunâtres.

Il n'y a pas trace de cicatrice apparente, la plaque n'est pas plus épaisse. Il y a une légère desquamation épidermique au niveau des scarifications.

Quand on tend la peau avec les doigts on voit des lignes plus pâles correspondant aux traits des incisions.

13 mars. Quatorzième scarification. Les scarifications ont toujours porté sur les mêmes points.

La tache de la lèvre est rose et présente de nombreux îlots de peau blanche; celle qui occupe le côté gauche du nez est un peu plus foncée, mais il s'est formé une petite bande longitudinale de couleur chair de jambon qui n'existait pas auparavant, et qui divise cette partie de la tache en deux.

La tache de la joue est rouge grenat, mais elle ne présente pas d'îlots plus blancs. Nulle part il n'y a de cicatrice.

L'écoulement de sang est beaucoup moins abondant que pendant les premières séances, mais la douleur est plus vive, surtout au niveau de la lèvre et de l'aile du nez.

10 avril. Dix-huitième scarification. La lèvre n'est pas beaucoup moins colorée qu'il y a un mois, il y a cependant quelques points isolés, au milieu de la tache, qui sont plus pâles. Sur le nez il y a de nombreux îlots de peau saine à contours irréguliers.

Sur la joue il n'y a pas encore de points blancs, mais en de nombreux endroits la peau a une coloration qui ressemble beaucoup à celle du lentigo, avec des zones plus rouges.

Quand on exerce une compression sur la portion temporale de la face, elle reste violette; sur les points scarifiés, la compression fait complètement disparaître la tache pendant quelques instants.

La différence de coloration entre les points restés intacts et ceux qui ont été soumis au traitement est très-marquée ; il n'y a pas trace de cicatrice.

5 juin. — 24e séance. — La portion labiale de la tache est à peine appréciable à une distance de quelques mètres; elle a une couleur un peu cuivrée dans les points les plus foncés; jaune ecchymotique dans les autres points; sur le nez, les points où la peau est plus blanche s'étendent, et la bande claire est plus large. Cependant la décoloration semble marcher moins rapidement que pendant les premiers temps du traitement.

Sur la joue, les progrès sont plus sensibles; mais la teinte est encore plus accusée qu'au nez.

24 juillet. — 30e séance. — La douleur est beaucoup plus marquée pendant l'opération à la lèvre et au nez que précédemment. L'écoulement de sang est beaucoup moins abondant. La malade peut déjà dissimuler presque complètement, avec un peu de poudre de riz, ces deux parties de son nævus, et demande qu'on traite

seulement le reste de la tache. La tache de la joue est moins rouge, on voit çà et là de petits points plus rouges qui ont conservé à peu près la coloration qu'ils avaient il y a un mois, et qui paraissent un peu saillants, mais relativement, à la teinte primitive qui était violet foncé, on peut dire que l'intensité de la coloration a diminué de moitié.

17 septembre. Depuis six semaines, la malade n'a pas été scarifiée, la tache n'a pas repris la couleur qu'elle avait primitivement; le bénéfice qu'on a retiré du traitement reste acquis. La malade désire qu'on fasse disparaître la portion temporale de la tache et la portion qui occupe la joue, satisfaite pour le moment du résultat obtenu sur le nez et sur la lèvre; on reprend les scarifications en ces points du nævus.

30 octobre. — 35e séance. — Les scarifications ont été faites seulement sur la joue et sur la tempe, où il n'y en avait jamais eu.

En cet endroit, la tache de la tempe devient très-rapidement violet clair, de violé foncé qu'elle était. Sur la joue, elle tend à devenir rose en quelques points. Sur tous les points qui ont été scarifiés, il n'y a pas de cicatrice apparente à la vue ni appréciable au toucher.

18 novembre. La tache de la tempe de couleur violacée, qui a été seulement scarifiée trois fois, a été ramenée au rouge pâle, et paraît diminuer de coloration beaucoup plus rapidement que les autres points de la tache, probablement parce qu'en ce point la prolifération vasculaire est plus superficielle.

La malade est encore en traitement.

**Obs. II. — Mademoiselle Guillet, 20 ans, couturière.**
**Nævus planus situé au côté droit du menton.**

Personne n'a eu de taches sanguines dans la famille. Nævus situé au côté droit du menton qui a sensiblement augmenté pendant les premiers temps de la vie, mais qui depuis très-longtemps reste stationnaire.

16 janvier. — *Etat actuel :*

1° Sur la lèvre, au niveau de la muqueuse, tumeur érectile légèrement saillante, s'étendant jusqu'à la commissure labiale droite.

2° Tache vasculaire qui se continue sans ligne de démarcation avec la tumeur érectile, et qui occupe toute la partie latérale droite du menton ; atteignant la ligne médiane, mais ne la dépassant pas.

En dehors, cette tache s'arrête environ à 2 centimètres au delà de la commissure. Elle a une coloration rouge framboise mais non violette, avec quelques arborisations vasculaires au pourtour.

Rien sur la muqueuse gingivale ni sur le reste du corps.

6 février. — 4e scarification. — Elles ont ont porté sur la totalité de la tache, toutefois on n'a pas touché à la tumeur érectile de la lèvre.

Bien que la tache ne fût pas turgescente, le but des scarifications a été de la faire paraître plus plane, elle n'a pas de changement de couleur bien marquée, cependant les varicosités périphériques ont complètement disparu.

7 mai. — 15e séance. — La tache qui avait une couleur rouge-framboise, est actuellement rouge foncé; il s'est formé dans son intérieur de nombreux points plus pâles, à peine roses. Les veinosités qu'on observait autour de la tumeur ont complètement disparu.

A partir du 21 mai, la malade a disparu sans donner de ses nouvelles, après avoir obtenu une amélioration notable dans son état, mais peu satisfaisante comme résultat définitif.

Obs. III. — Mademoiselle Verrier, 23 ans. Nævus vasculaire congénital s'étendant à toute la portion droite de la face.

27 mars. Pas d'affection analogue dans la famille; la tache n'a pas sensiblement augmenté depuis la naissance. Elle occupe tout le réseau cutané des ramifications de la cinquième paire nerveuse crânienne. Elle se limite exactement à la partie médiane du front, du nez, de la lèvre supérieure.

Sur le front elle s'étend en dedans sur le trajet du frontal interne, en dehors elle gagne la région temporale et va jusqu'au cuir chevelu, de façon à constituer ainsi deux bandes tringulaires se réunissant par leur base à la partie médiane du sourcil. A la joue elle es limitée par une ligne circulaire qui commence à 4 centimètres de l'angle externe de l'œil et qui s'arrête à la commissure labiale droite.

De plus, il y a une tache isolée supplémentaire en avant de l'oreille.

Dans toute cette étendue, la tache a une coloration uniforme violet livide; elle est légèrement surélevée, sans élevures érectiles.

Il y a deux îlots de peau saine, l'un au niveau de l'angle interne de l'œil, l'autre au niveau de la partie médiane du sourcil.

Du côté de la muqueuse buccale, la tache atteint toute la moitié de la joue, des gencives, de la voûte et du voile du palais, ainsi que la moitié de la luette. Les gencives sont saignantes, fongueuses; sur le reste de la muqueuse la coloration est seulement un peu plus rouge et non boursouflée.

24 avril. — 5e scarification. — Elles ont porté sur le prolongement temporal et sur la partie moyenne de la joue. Le nævus, légèrement saillant, s'est affaissé; il est encore très-violet, mais n'a plus la couleur livide qu'il avait primitivement.

26 juin. — 14e séance. — Les points où ont été faites les scarifications ont été légèrement modifiés à chaque séance; tous ceux qui ont été touchés par le scarificateur sont aplatis; ceux où on a fait un plus grand nombre d'opérations sont beaucoup plus pâles; en certains points, la couleur violette à fait place a la couleur rouge très-foncée encore.

La malade, obligée de quitter Paris, est allée à Genève, où elle avait la ferme intention de continuer le traitement institué. Elle n'a plus donné de ses nouvelles.

Obs. IV. — Brasselet, 33 ans, graveur (résumé).

Nævus musculaire congénital de la joue gauche.

15 février. Pas de parents atteints d'affection analogue; nævus stationnaire depuis la naissance; il occupe le tiers supérieur interne du sourcil gauche, toute la joue et la lèvre supérieure du même côté; il atteint la muqueuse de la lèvre supérieure et de la joue, mais ne s'étend pas aux gencives.

Coloration violet foncé dans toute l'étendue de la tache, qui est légèrement saillante, et porte çà et là quelque petites tumeurs de la grosseur d'une lentille.

On pratique des scarifications dans la portion génienne de la tache.

30 octobre. Le malade est venu très-irrégulièrement; il a subi

vingt scarifications; le premier effet des scarifications a été de déterminer l'affaissement des petites élevures et de la tache elle-même, qui était un peu surélevée; puis elle est devenue plus pâle; le fond est toujours violet, mais il y a de nombreux endroits qui ont une couleur rouge; en quelques points même il y a des îlots complètement décolorés et ayant une teinte seulement un peu jaune. Les îlots sont petits, disséminés çà et là et ne forment pas une surface continue.

Le malade est encore en traitement.

Obs. V. (Empruntée à Balmanno Squire. Résumée.)

Homme âgé de 30 ans, affecté de tache de vin limitée exactement au côté droit de la face et ayant envahi la muqueuse correspondant à la commissure labiale droite; le nævus a la couleur violette.

Le traitement consista en des scarifications de la peau malade à l'aide du bistouri par la méthode que j'ai indiquée. Plusieurs séries d'incisions furent faites à intervalle d'une semaine environ l'une de l'autre; à chaque séance la direction des incisions fut légèrement changée. Par ce moyen, certains points de la tache ont été effacés sans laisser aucune trace des opérations; d'autres plus sombres ont été ramenés d'une façon permanente à la teinte rose pâle.

Au moment où le chirurgien anglais publia cette observation, le malade était encore en traitement.



Paris. — A. Parent, imprimeur de la Faculté de Médecine, rue M.-le-Prince, 29-31

www.ingramcontent.com/pod-product-compliance
Ingram Content Group UK Ltd.
Pitfield, Milton Keynes, MK11 3LW, UK
UKHW031959260826
14628UKWH00005B/2164

9 782019 666545